BEI GRIN MACHT SICH IHR WISSEN BEZAHLT

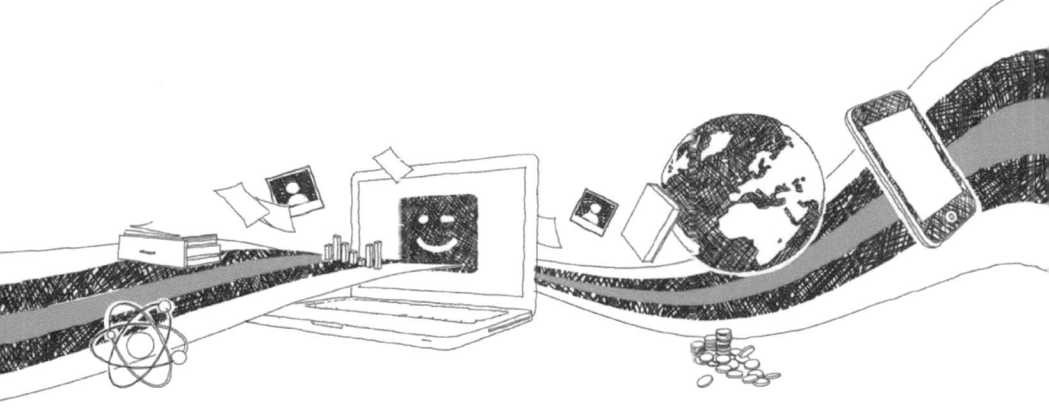

- Wir veröffentlichen Ihre Hausarbeit,
  Bachelor- und Masterarbeit

- Ihr eigenes eBook und Buch -
  weltweit in allen wichtigen Shops

- Verdienen Sie an jedem Verkauf

Jetzt bei www.GRIN.com hochladen und kostenlos publizieren

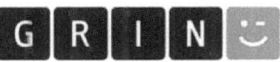

Bibliografische Information der Deutschen Nationalbibliothek:

Die Deutsche Bibliothek verzeichnet diese Publikation in der Deutschen National-
bibliografie; detaillierte bibliografische Daten sind im Internet über http://dnb.d-
nb.de/ abrufbar.

Dieses Werk sowie alle darin enthaltenen einzelnen Beiträge und Abbildungen
sind urheberrechtlich geschützt. Jede Verwertung, die nicht ausdrücklich vom
Urheberrechtsschutz zugelassen ist, bedarf der vorherigen Zustimmung des Verla-
ges. Das gilt insbesondere für Vervielfältigungen, Bearbeitungen, Übersetzungen,
Mikroverfilmungen, Auswertungen durch Datenbanken und für die Einspeicherung
und Verarbeitung in elektronische Systeme. Alle Rechte, auch die des auszugsweisen
Nachdrucks, der fotomechanischen Wiedergabe (einschließlich Mikrokopie) sowie
der Auswertung durch Datenbanken oder ähnliche Einrichtungen, vorbehalten.

Impressum:

Copyright © 2015 GRIN Verlag, Open Publishing GmbH
Druck und Bindung: Books on Demand GmbH, Norderstedt Germany
ISBN: 978-3-668-06161-3

Dieses Buch bei GRIN:

http://www.grin.com/de/e-book/307689/mitarbeitergesundheit-in-einer-geronto-
psychiatrischen-einrichtung

Colette Fingerhut

Mitarbeitergesundheit in einer geronto-psychiatrischen Einrichtung

GRIN Verlag

GRIN - Your knowledge has value

Der GRIN Verlag publiziert seit 1998 wissenschaftliche Arbeiten von Studenten, Hochschullehrern und anderen Akademikern als eBook und gedrucktes Buch. Die Verlagswebsite www.grin.com ist die ideale Plattform zur Veröffentlichung von Hausarbeiten, Abschlussarbeiten, wissenschaftlichen Aufsätzen, Dissertationen und Fachbüchern.

Besuchen Sie uns im Internet:

http://www.grin.com/

http://www.facebook.com/grincom

http://www.twitter.com/grin_com

DIPLOMA –HOCHSCHULE

University of Applied Science

Studiengang Medizinalfachberufe

Modul Gesundheitspolitik

wissenschaftliche Hausarbeit

Mitarbeitergesundheit in einer geronto - psychiatrischen Einrichtung

vorgelegt von: Colette Fingerhut

Bearbeitungszeitraum: 8 Wochen

23.06. – 18.07.2015

Abgabe am: 18.07.2015

Abkürzungsverzeichnis

DIP	Gemeinsames Dokumentations- und Informationssystems von Bundestag und Bundesrat
BAuA	Bundesanstalt für Arbeitsschutz und Arbeitsmedizin
BGF	Betriebliche Gesundheitsförderung
BGM	Betriebliches Gesundheitsmanagement
BZgA	Bundeszentrale für gesundheitliche Aufklärung
Hrsg.	Herausgeber
LWL	Landschaftsverband Westfalen – Lippe
PrävG	Präventionsgesetz
TK	Techniker Krankenkasse
Vgl.	Vergleiche
WWW	World Wide Web
WHO	Weltgesundheitsorganisation

1

Glossar

Akut	plötzlich, heftig
Debatten	lebhafte Diskussion, Auseinandersetzung
Dispositionen	in der Medizin, eine Anfälligkeit von Krankheiten
Empirie	Erfahrungswissen, Sammlung von Daten
Flexibilität	Anpassungsfähiges Verhalten
Förderung	Aufbauen, unterstützen, verstärken
Geronto	Das fortgeschrittene Lebensalter, alte Menschen betreffend
Gerontopsychiatrie	Seelenheilkunde von älteren Menschen
Management	Verwaltung, Leitung
Neologismus	sprachliche Neuprägung
Nosologie	Krankheitslehre
Pathogenesen	Entwicklung und Entstehung von Krankheiten
Physiologie	Lehre der Funktionsweise des Körpers und Organe
Psychiatrie	Erkennen und behandeln von geistigen und seelischen Störungen
Prävention	Vorsorge, etwas verhindern
Ressource	Quelle, Mittel
Salutogenese	Gesundheitsfördernd, Gesundheitserhaltend
Statistik	Zusammenfassung bestimmter Methoden, um empirische Daten zu erheben

Tabellenverzeichnis

Literaturverzeichnis

1. Vgl. Kaminski, Martin, Betriebliches Gesundheitsmanagement für die Praxis: Ein Leitfaden zur Systematischen Umsetzung der DIN SPEC 91020, 2013,S 22

2. Vgl. Siegrist, Johannes: Medizinische Soziologie, 6 Auflage, 2005, S. 26

3. www.who.int,Verfassung der Weltgesundheitsorganisation, deutsche Übersetzung

4. www.bzga,Leitbegriffe der Gesundheitsförderung; Toni Faltermaier

5. www.psychologielexikon.com, Ressourcen allgemein

6. Vgl. Siegrist, 2005, S. 27

7. Vgl. Bengel, Jürgen; Strittmatter, Regine; Willmann, Hildegard: Was hält den Mensch gesund? Antonovskys Modell der Salutogenese, Band 6, S.24

8. Vgl. www. LWL – Psychiatrieverbund Westfalen.de, Betriebliches Gesundheitsmanagement

9. Vgl. Roche Lexikon Medizin, 4. Auflage; © Urban & Fischer Verlag, München 1999

10. dip21.bundestag.de Vgl.

11. www.tk.de/ Thesen des Verwaltungsrates der TK zum Präventionsgesetz ,S.2

12. Vgl. Hurrelmann, Klotz, Haisch, Lehrbuch: Prävention und Gesundheitsförderung, 4.Auflage, S.14

13. Hurrelmann, Klotz, Haisch, Lehrbuch: Prävention und Gesundheitsförderung, 4. Auflage, S.36/ 37

14. Vgl. Hurrelmann, Klotz, Haisch, Lehrbuch: Prävention und Gesundheitsförderung , 4. Auflage, S 40

15. Vgl. www.LWL Pflegezentrum Marsberg, Pflegeleitbild

16. Vgl. Glaser, Jürgen.; Höge, Thomas; Hrsg. BAuA: Probleme und Lösungen aus Sicht der Arbeits- und Gesundheitswissenschaften, 2005

17. Vgl. www. Betriebliche Gesundheitsförderung-LWL – Einrichtung Marsberg, Angebote aus innerbetrieblichen Fortbildungsprogramm

18. Vgl. Betriebliches Gesundheitsmanagement (BGM) im LWL Psychiatrie Verbund Westfalen

19. Vgl. Statistisches Bundesamt, Pressestelle Pressemitteilung vom 5. März 2014 – 75/14

1. Einleitung

1.1. Problemstellung

Die altersdemografische Entwicklung in Deutschland und die damit wachsende Anzahl von Pflegebedürftigen auf der einen und die wachsende Anzahl von älteren Berufstätigen auf der anderen Seite rücken die Prävention und betriebliche Gesundheitsförderung (BGF) in den Fokus. Die Tätigkeiten im Gesundheitsdienst sind gekennzeichnet durch besondere Anforderungen wie Schicht- und Wochenendarbeit, hohen physischen und psychischen Belastungen, Zeitdruck sowie Flexibilität, die sich auf Dauer gesundheitsgefährdend auswirken können. Eine für die Pflegebranche bedarfsgerechte Ausgestaltung der Prävention und betrieblichen Gesundheitsförderung kann daher dazu beitragen, die Gesundheit von Pflegepersonal zu erhalten und einen frühzeitigen Ausstieg aus dem Pflegeberuf vermeiden. „Gesund zu bleiben trotz hoher Arbeitsbelastung" ist eine Aufgabe, die von allen für Beschäftigte im Gesundheitsbereich bewältigt werden muss. Im Mittelpunkt der wissenschaftlichen Hausarbeit steht die Mitarbeitergesundheit der verschiedenen Berufsgruppen in einer geronto- psychiatrischen Pflegeeinrichtung, die bekanntermaßen eine Hochrisikogruppe für arbeitsbedingte Belastungen und gesundheitliche Probleme darstellt.

1.2. Fragestellung

Welche salutogenen Ressourcen besitzen Beschäftigte im Gesundheitsbereich? Die vorliegende Erhebung soll zeigen, ob Pflegepersonal grundsätzlich mit salutogenen Ressourcen ausgestattet ist beziehungsweise wie und ob es diese zu nutzen weiß.

1.3. Methodik und Vorgehensweise

Die vorliegende Arbeit gliedert sich in einen theoretischen und in einen analytischen Teil. Der theoretische Teil, die Literaturrecherche erfolgte unter Verwendung des Internets und Fachliteratur. Die Suchstrategie beinhaltete die Schlagwörter „Gesundheit", „Ressourcen", „Gesundheitsförderung" und, „Prävention". Für den analytischen wurde die Methode der strukturierten schriftlichen Befragung gewählt. Literatur und Ergebnisse wurden auf Übereinstimmung überprüft.

Im Kapitel 2 werden die Themen Betriebliches Gesundheitsmanagement, Gesundheit mit Verhalten, Chancen und Ressourcen aufgegriffen und definiert. Desweitern werden die Begriffe Pathogenese und Salutogenese kurz erläutert. Es ist wichtig die Erläuterungen zu verstehen und deuten zu können.

Im Kapitel 3 geht es um Betriebliche Gesundheitsförderung (BGF) und Prävention, Gesetzliche Grundlagen, Handlungsfelder, der Nutzen von BGF für das Unternehmen und ihrer Beschäftigten werden vorgestellt.

Das dritte Kapitel 4 handelt von der geronto – psychiatrische Pflegeeinrichtung als Arbeitsplatz, den Beschäftigten in einer Pflegeeinrichtung und der Prävention und Gesundheitsförderung im Berufsleben sowie das Thema Pflegebranche im demografischen Wandel kurz aufgegriffen.

Kapitel 5 beschreibt und analysiert den Fragebogen und im 6. Kapitel ist die Zusammenfassung und das Fazit formuliert.

1.4. Abgrenzung des Themas

Die vorliegende Erhebung soll zeigen, ob Pflegepersonal grundsätzlich mit salutogenen Ressourcen ausgestattet ist bzw. wie und ob es diese zu nutzen weiß. Täglich wechselnde Stimmung der Bewohner, ein durch die wechselnden Dienste dynamisches Kollegenteam, ständige Konfrontation mit mental belastenden Faktoren wie Krankheit und Tod sind zusätzlich zu den in anderen Berufen alltäglichen Themen zu sehen. Es wäre von großem Wert, wenn die für diese Berufsgruppe alltäglichen Belastungen und deren salutogenen Ressourcen erhoben, einander gegenübergestellt, als Information der Allgemeinheit verfügbar gemacht und so nutzbar werden könnten. Der Umgang mit den eigenen salutogenen Ressourcen könnte durch Beispielgebendes - aus dem für Pflegepersonal alltägliches Bild - für viele Menschen Anreiz und Vorbild sein.

2. Definitionen und Begrifflichkeiten

2.1. Betriebliches Gesundheitsmanagement

Betriebliches Gesundheitsmanagement (BGM) ist ein Instrument, mit dem die Mitarbeiterinnen und Mitarbeiter, als wichtigste Ressource eines Unternehmens, in ihrer Leistungsfähigkeit und Bereitschaft gestärkt werden. Zwischen Arbeitsanforderungen, Arbeitsbedingungen, Arbeitszufriedenheit, der Qualität der geleisteten Arbeit und der Gesundheit bestehen enge Zusammenhänge. Nur gesunde und motivierte Mitarbeiterinnen und Mitarbeiter sind bereit und fähig ihre Leistungsressourcen nachhaltig zu mobilisieren und erfolgreich einzusetzen. BGM umfasst die Entwicklung betrieblicher Rahmenbedingung, Strukturen und Prozesse, die die Gesundheitsförderliche Gestaltung von Arbeit und Organisation und die Befähigung des gesundheitsförderlichen Verhaltens der Beschäftigten zum Ziel haben. BGM ist eine Managementaufgabe der Führungskräfte als auch eine Selbstverpflichtung aller Beschäftigten, die Sensibilität für das eigene gesundheisbewusstes Verhalten zu stärken. BGM kann nur als ganzheitliches Konzept erfolgreich sein.[1]

2.2. Gesundheit

Gesundheit ist ein Schlagwort unsere Zeit geworden. Derzeit existieren mehrere Bemühungen Gesundheit und Krankheit zu definieren. Gesundheit und Krankheit verweisen nicht nur auf Funktion und Fehlfunktion des Körpers. Das Bezugssystem der Medizin definiert Gesundheit und Krankheit als Erfüllung beziehungsweise die Abweichung von objektivierbaren Normen physiologischer Regulation beziehungsweise organischer Funktion. Das zweite Bezugssystem des betroffenen Individuums definiert die persönliche Befindlichkeit, sich gesund beziehungsweise krank fühlen. Das dritte Bezugssystem der Gesellschaft, insbesondere des Sozialversicherungssystem definiert Gesundheit und Krankheit unter dem Aspekt der Leistungsminderung beziehungsweise der Notwendigkeit, Hilfe zu gewähren, wie Krankschreibung Versicherungsleistung und Hilfeleistung. Das jeweilige Verständnis von Gesundheit und Krankheit ist durch gesellschaftliche Normen und Werte beeinflusst.[2]Einige aktuelle oft zitierte Definitionen unserer Zeit. Die wohl weltweit bekannteste Definition von der Weltgesundheitsorganisation (WHO) bezeichnet 1948: " Gesundheit als ein Zustand des vollständigen körperlichen, geistigen und sozialen Wohlbefindens und nicht nur als das Fehlen von Krankheit und Gebrechen. ("Health is a state of complete physical, mental and social well – being and not merely the absence of disease or infirmity. ")[3]

---

[1] Vgl. Kaminski, Martin, Betriebliches Gesundheitsmanagement für die Praxis: Ein Leitfaden zur Systematischen Umsetzung der DIN SPEC 91020, 2013,S 22

[2] Vgl. Siegrist, Johannes: Medizinische Soziologie, 6 Auflage, 2005, S. 26

3 www.who.int , Verfassung der Weltgesundheitsorganisation, deutsche Übersetzung

2.2.1 Gesundheitschancen

Gesundheitschancen bedeutet auf persönlichen Kompetenzen und organisatorischen Gegebenheiten beruhende Fähigkeiten und Möglichkeiten, gesundheitsfördernde Ressourcen nutzbar zu machen.

2.2.2. Gesundheitsverhalten

Als Gesundheitsverhalten „health behavior"- werden alle Verhaltensweisen von gesunden Menschen verstanden, die nach epidemiologischen Erkenntnissen die Wahrscheinlichkeit erhöhen, dass Krankheiten vermieden werden oder die Gesundheit erhalten wird. Der Begriff wird damit vielfach als Gegenbegriff zum Risikoverhalten verwendet, der alle Verhaltensweisen oder Gewohnheiten umfasst die wissenschaftlich belegt die Wahrscheinlichkeit erhöhen, eine spezifische Krankheit zu entwickeln.[4]

2.2.3. Gesundheitsressourcen

Ressourcen (französisch Ressource = Quelle, Mittel, vom lateinischen resurgere = hervorquellen) wie psychische, soziale und fachliche Kompetenzen sind Komponenten der Beanspruchungsoptimierung, die es ermöglichen, Situationen zu beeinflussen und unangenehme Einflüsse zu reduzieren. Sie wirken sich positiv auf die körperliche und seelische Gesundheit aus.[5]

2.3. Pathogenesen

Die Pathogenese (Pathos, griech. Schmerz, Leid) beschäftigt sich mit der Entstehung und Entwicklung eines krankhaften Geschehens. Gesundheit wird dabei als Normalzustand und Krankheit als Ausnahmezustand angesehen. Die Biomedizin beschäftigt sich mit Erforschung und Kontrolle pathogener Vorgänge im menschlichen Organismus. Ursachen für pathogene Vorgänge können beispielsweise schädigende biologische, chemische oder physikalische Umwelteinflüsse sein. Die klinische Forschung beschäftigt sich ebenso vorwiegend mit Krankheit und weniger mit Gesundheit. Pathogenese ist problemorientiert, wie entstehen Leid und Krankheit.[6]

---

[4] www.bzga,Leitbegriffe der Gesundheitsförderung; Toni Faltermaier
[5] www.psychologielexikon.com ,Ressourcen allgemein
[6] Vgl. Siegrist, 2005, S. 27

2.4. Salutogenese

Der Begriff Salutogenese wurde vom israelisch-amerikanischen Medizinsoziologen Aaron Antonovsky (1923-1994) in den 1970er Jahren in seinen beiden Hauptwerken:" Health, stress and coping:" New perspectives on mental and physical well - being" (1979) und" Unraveling the mystery of health. How people manage stress and stay well" (1987, San Francisco, Jossey-Bass) entwickelt, Die zentralen Fragen:" Warum bleiben Menschen, trotz vieler gesundheitsgefährdender Einflüsse, gesund. Wie schaffen sie es, sich von Erkrankung wieder zu erholen? Was ist das besondere an Menschen, die trotz extremster Belastung nicht krank zu werden? A. Antonovsky prägte den Neologismus "Salutogenese" (Salus, lat.: Unverletztheit, Heil, Glück; Genese, Entstehung), Der Begriff ist komplementär gebildet zur Pathogenese.[7] Im Mittelpunkt der Salutogenese stehen die Entwicklung und der Aufbau von Ressourcen. Ressourcen umfassen Bedingungen der Umwelt (äußere Ressourcen) und bestimmte Personenmerkmale (innere Ressourcen).

3. Betriebliche Gesundheitsförderung und Prävention

3.1. Betriebliche Gesundheitsförderung im Psychiatrie Verbund

Betriebliche Gesundheitsförderung (BGF) im Psychiatrie Verbund umfasst alle präventiven Maßnahmen von Arbeitgebern, Arbeitnehmern und der Gesellschaft, die Gesundheit und das Wohlbefinden bei der Arbeit zu verbessern. Das betrifft Maßnahmen, die sowohl auf das gesundheitsgerechte Verhalten der Beschäftigten ausgerichtet sind Verhaltensprävention als auch Maßnahmen zur gesundheitsgerechten Arbeitsgestaltung Verhältnisprävention. BGF ist dann erfolgreich, wenn diese Maßnahmen dauerhaft miteinander verknüpft sind und systematisch durchgeführt werden. Voraussetzung für den Erfolg von BGF ist die Bereitschaft aller Beteiligten, ihr bisheriges Rollenverständnis und -verhalten zu hinterfragen und gegebenenfalls zu ändern. Vor allem von Arbeitgebern beziehungsweise Managern fordert BGF die Bereitschaft, Probleme der Gesundheit der Beschäftigten nicht nur negativ als Minimierung krankheitsbedingter Abwesenheit, sondern als positive, mit Partizipation

---

[7] Vgl. Bengel, Jürgen; Strittmatter, Regine; Willmann, Hildegard: Was hält den Mensch gesund? Antonovskys Modell der Salutogenese, Band 6, S.244

9

zu bewältigende und anfänglich auch mit Kosten verbundene Gestaltungsaufgabe zu begreifen.[8]

3.2. Gesundheitsförderung

Dieser Begriff ist noch recht jung und hat sich aus den gesundheitspolitischen Debatten der WHO (Ottawa Charta, 1986) weiter entwickelt. Gesundheitsförderung sind nach der Ottawa-Charta alle Maßnahmen, die sowohl auf die Veränderung und Förderung des individuellen Verhaltens als auch der Lebensverhältnisse im positiven Sinne abzielen. Ziel der Gesundheitsförderung ist es, bestehende Ungleichheiten bezüglich des Gesundheitszustandes und der Lebenserwartung unterschiedlicher sozialer Gruppen zu reduzieren. Die Gesundheitsförderung erstreckt sich auf fünf wesentliche Handlungsbereiche. Die Entwicklung einer gesundheitsfördernden Gesamtpolitik, Schaffung gesundheitsfördernder Lebenswelten. Unterstützung gesundheitsbezogener Gemeinschaftsaktionen, Neuorientierung der Gesundheitsdienste und anderer gesundheitsrelevanter Einrichtungen sowie die Förderung der Entwicklung persönlicher Kompetenzen.[9] Sie zielt auf eine Verbesserung der Lebensbedingungen der Menschen ab sowie auf eine Stärkung ihrer gesundheitlichen Entfaltungsmöglichkeiten. Die Gesundheitsförderung umfasst Maßnahmen und Aktivitäten, mit denen die Stärkung der Gesundheitsressourcen und -potenziale der Menschen erreicht werden sollen. Gesundheitsförderung ist als Prozess zu verstehen, der darauf abzielt, alle Menschen zu verantwortungsbewussten Entscheidungen hinsichtlich ihrer Gesundheit zu befähigen.

3.3. Gesetzliche Grundlagen Gesundheitsförderung und Prävention

Der Deutsche Bundestag hat am 18.06.15 das Gesetz zur Stärkung der Gesundheitsförderung und der Prävention (Präventionsgesetz – PrävG) verabschiedet. Das Präventionsgesetz regelt in Deutschland ab 2016 neue Maßnahmen in den Bereichen Vorbeugung gegen_Krankheiten (Prävention), Gesundheitsförderung und Früherkennung von Krankheiten. Angesichts der sich abzeichnenden Verknappung der personellen und finanziellen Ressourcen im Bereich der kurativen Medizin sind

---

[8] Vgl. www. LWL – Psychiatrieverbund Westfalen.de, Betriebliches Gesundheitsmanagement
[9] Roche Lexikon Medizin, 4. Auflage; © Urban & Fischer Verlag, München 1999

verstärkte Maßnahmen zur Gesunderhaltung der Bevölkerung durch Prävention und Gesundheitsförderung notwendig.[10]

3.4.. Nutzen der Prävention und Gesundheitsförderung

Prävention und Gesundheitsförderung tragen dazu bei, Wohlbefinden, Mobilität und Lebensqualität aller Bürgerinnen und Bürger jeden Alters und aller sozialen Schichten zu erhalten und zu verbessern. Sie sind als investive Strategien neben medizinischer Behandlung, Rehabilitation und Pflege unverzichtbare Bausteine für Gesundheit und ein langes Leben. Die vorherrschenden nichtübertragbaren Krankheiten des Kreislaufsystems, des Muskelskelett-Systems, des Stoffwechsels, der Atemwege sowie viele bösartige Neubildungen werden in ihrer Entstehung durch verbreitete Risikofaktoren begünstigt. Hinzu kommt die Zunahme der Bedeutung psychischer Erkrankungen und Belastungen in vielen Bereichen des gesellschaftlichen Lebens. Nach Angaben der WHO ist Depression weltweit die zweithäufigste Krankheitsursache in der Gruppe der 15- bis 44-Jährigen. Psychische Störungen sind laut Robert-Koch-Institut mit einem Anteil von 24 Prozent die Hauptursache für gesundheitsbedingte Frühverrentung. Hier liegt eine zentrale Herausforderung für eine strategisch ausgerichtete Gesundheitsförderungspolitik. Insgesamt gilt: Das Krankheitsgeschehen in Deutschland wird zu über 70 Prozent von den oben genannten chronisch - degenerativen Erkrankungen bestimmt, diese gelten als im Prinzip prävenierbar. Dies macht eine Stärkung vorbeugender Interventionen in allen Bevölkerungs- und Altersgruppen zwingend notwendig. Darüber hinaus erfordert der demografische Wandel eine Intensivierung der Anstrengungen zum Erhalt der gesundheitlichen Potenziale der Erwerbstätigen bis zum Erreichen des Rentenalters.[11]

3.5. Prävention

Krankheitsprävention, meist verkürzt als Prävention bezeichnet, bedeutet im Wortsinn, einer Krankheit zuvorkommen, um sie zu verhindern oder abzuwenden. In der Annahme, dass die Entwicklung des Krankheitsgeschehen individuell und kollektiv vorhergesagt werden kann. Prävention zielt darauf ab, eine gesundheitliche Schädigung durch gezielte Aktivitäten zu verhindern, zu verzögern oder zu verringern. Ziel ist es, die Häufigkeit von Krankheit, Behinderung oder vorzeitigem Tod in der Bevölkerung

---

[10] dip21.bundestag.de

[11] www.tk.de/ Thesen des Verwaltungsrates der TK zum Präventionsgesetz ,S.2

zu senken und einen möglichst langen Erhalt der Selbstständigkeit im Alter .zu ermöglichen. Prävention hat das Ziel, Arbeitsunfälle, Berufskrankheiten und arbeitsbedingte Gesundheitsgefahren zu verhindern sowie für eine wirksame Erste Hilfe zu sorgen. Zeitgemäße Prävention folgt einem ganzheitlichen Ansatz, der sicherheitstechnische und arbeitsmedizinische Maßnahmen genauso einschließt wie den Gesundheitsschutz. Prävention können zeitlich verschieden gegliedert werden in Primärprävention, Sekundärprävention und Tertiärprävention. Der ideale Zeitpunkt der Intervention hängt vom Grad der Entfaltung und Wirkung von Risikofaktoren ab. Prävention zielt also auf die Beeinflussung von Bedingungs- oder Risikofaktoren und setzt auf Breitenwirkung und Gemeindeorientierung.[12]

Gruppen von Risikofaktoren	Arten von Schutzfaktoren
1.genetische, physiologische und psychische Dispositionen (z.B. Arterienverengung, Überlastung)	1. soziale und wirtschaftliche Faktoren 2. Umweltfaktoren (z.B. Wasserqualität)
2.behaviorale Disposition (z.B. Rauchen, fettreiche Ernährung)	3. Faktoren des Lebensstils (z.B. Bewegung)
3.regionale umweltbezogene Disposition (z.B. Strahlenbelastung)	
Es gibt folgende Arten vor Schutzfaktoren:	4. psychologsche Faktoren (z.B. Kontrollüberzeugungen)
1.soziale und wirtschaftliche Faktoren	
2.Umweltfaktoren (z.B. Wasserqualität)	5. Zugang zu gesundheitsrelevanten Leistungen (z.B. Pflege)
3.Faktoren des Lebensstils (z.B. Bewegung)	

Tab.1 Risiko – und Schutzfaktoren, Vgl. Hurrelmann, Klotz, Haisch, 2014

Prävention können zeitlich verschieden gegliedert werden in Primärprävention, Sekundärprävention und Tertiärprävention.[13]

Formen Prävention	Primärprävention	Sekundärprävention	Tertiärprävention
Zeitpunkt der Intervention	Vor Eintreten einer Krankheit	In Frühstadien einer Krankheit	Nach Manifestation/ Akutbehandlung einer

---

[12]Vgl. Hurrelmann, Klotz, Haisch, Lehrbuch: Prävention und Gesundheitsförderung ,4Auflage, S.14

[13] Vgl. Hurrelmann, Klotz, Haisch, Lehrbuch: Prävention und Gesundheitsförderung, 4auflage, S.36/ 37

			Krankheit
Ziel der Intervention	Verringerung der Inzidenz von Krankheiten	Eindämmung der Progredienz oder Chronifizierung einer Krankheit	Verhinderung von Folgeschäden oder Rückfällen
Adressaten der Intervention	Gesunde bzw. Personen ohne Symptomatik	Akutpatienten/ Klienten	Patienten mit chronischer Beeinträchtigung und Rehabilitanden

Tab.2 Formen der Prävention nach Vgl. Hurrelmann, Klotz, Haisch, 2014

3.6. Verhaltens- oder Verhältnisprävention

Präventionsansätze lassen sich nach verschiedenen Kriterien einteilen. Eine Maßnahme kann verschiedene Zieldimensionen haben. Ist beabsichtigt, das Verhalten einer Person oder deren Umwelt zu ändern, wird von Verhaltens- oder Verhältnisprävention gesprochen. Steht das Verhalten im Mittelpunkt, ist noch die Frage wichtig, ob ein neues Verhalten erreicht oder schädigendes Verhalten vermieden werden soll? Ferner ist wichtig, ob die Prävention sich gegen psychische oder physische Störungen richtet? Dabei stellt sich auch die Frage, zu welchem Zeitpunkt die Maßnahme einsetzt [14]

3.7. Verhältnisprävention

Das Ziel der Verhältnisprävention ist die Beseitigung von negativen Einflüssen auf die Gesundheit aus den Umwelt- und Lebensbedingungen und die Verringerung oder Beseitigung von Krankheit - und Unfallursachen, in der Lebens - und Arbeitswelt. Verhaltenprävention kann nur zum Ziel führen, wenn die Verhältnisse zu der Arbeitssituation, dem Arbeitsplatz, dem Betriebsklima und dem Arbeitsverhalten eine notwendige Verhaltensänderung überhaupt zulassen. Negative Verhältnisse am Arbeitsplatzkönnen sich in einer abträglichen Form auf die Leistungsfähigkeit die Motivation und die Gesundheit der Mitarbeiterrinnen und Mitarbeiter auswirken. In diesem Zusammenhang treten oft krankheitsbedingte Ausfallzeiten auf, diese führen zu

---

[14] Vgl. Hurrelmann, Klotz, Haisch, Lehrbuch: Prävention und Gesundheitsförderung , 4. Auflage, S.40

Störungen im Betriebsablauf, sowie zu erheblichen wirtschaftlichen Kosten führen. Ein optimales Handeln im Rahmen der Gesundheitsförderung erfordert die Gestaltung der Arbeitsbedingungen und der Arbeitsorganisation in dem die Mittelpunkt der Maßnahmen zu rücken, also die Verhältnisprävention zu etablieren.

4. Geronto –psychiatrische Pflegeeinrichtung als Arbeitsplatz

4.1. Gesundheitsförderung der Beschäftigten in der Pflegeeinrichtung

Im Mittelpunkt gerontopsychiatrischer Pflege und Betreuung stehen Menschen meist ab 65 Jahre, oft auch wesentlich jüngere, die unter psychiatrischen und körperlichen Störungen leiden. Die Hausgemeinschaften streben nach einem Milieu, das an eine familienähnliche Strukturen erinnert. Es wichtig, den Menschen in seiner Gesamtheit zu betrachten und seinen Pflegebedarf nur als einen Teilaspekt zu begreifen Die Bewohner des Pflegezentrums sind auf eine Atmosphäre angewiesen, die ihnen emotionale Sicherheit und Vertrautheit vermittelt. Sie müssen sich in ihrer Krankheit/Behinderung angenommen und akzeptiert wissen. Ihr Tagesablauf muss ihnen Abwechslung und Orientierung zugleich bieten. Den Lebensalltag dieser zu begleiten ist eine präventive, beratende und vermittelnde rehabilitative gesundheitsbezogene Intervention im therapeutischen – pflegerischen Handeln.[15] Diese anspruchsvollen Tätigkeitsfelder benötigen ein Team aus vielen Berufen die miteinander tätig sind. Neben einer starken körperlichen Beanspruchung sind es die psychischen Belastungen im Pflege – und Betreuungsalltag, die sich auf die Gesundheit der Beschäftigten auswirken, wie Schichtarbeit, hohe Arbeitsintensität, hoher Anforderungsdruck und Personalmangel sind typische Belastungsfaktoren in der betreuenden gerontopsychiatrischen Arbeit von heute. Die Arbeitssituation in dem geronto- psychiatrischen Wohnbereich ist aus einer arbeits- und gesundheitswissenschaftlichen Perspektive bislang weitaus weniger gut untersucht worden als die Arbeitsbedingungen der Pflegekräfte im Krankenhaus. Daher lassen sich zudem Arbeitsbelastungen, besonders aber zu Anforderungen und Ressourcen in der Pflege und Betreuung kaum repräsentative Aussagen machen. Nach den Ergebnissen der vorliegenden Studien resultieren körperliche Belastungen vor allem daraus, dass beim Heben, Tragen und Lagern von Bewohnern entweder keine geeigneten Hilfsmittel (z.B. Hebelifter) zur Verfügung stehen, oder dass diese Hilfsmittel – in der Mehrzahl

---

[15] Vgl. LWL –Pflegezentrum Marsberg ‚Pflegeleitbild,

14

der Fälle – umständlich zu bedienen bzw. erst aus entfernten Räumen zu holen sind, so dass aus zeitlichen Gründen von der Inanspruchnahme abgesehen und damit ergonomisch bzw. gesundheitsschädigend gearbeitet wird. Mit Blick auf die psychischen Arbeitsbelastungen nehmen Zeitdruck, Umgang mit Leiden, Sterben und Tod, Arbeitsunterbrechungen, teilweise auch der Umgang mit Angehörigen eine zentrale Stellung ein. Die anstrengenden Arbeitsbedingungen verursachen körperliche Beschwerden, senken die Motivation des Personals und verstärken die Unzufriedenheit mit der beruflichen Tätigkeit. Langfristig drohen chronische Erkrankungen, Depressivität und das Ausbrennen der individuellen Ressourcen (Burn-out). Mit gravierenden Folgen für die Betreuungsleistung in den Einrichtungen. [16]

4.2. Prävention und Gesundheitsförderung im Berufsleben

Im Rahmen des BGF wird seit 10 Jahren eine Vielfalt von Gesundheitsförderungsmaßnahmen initiiert. Die Präventionsangebote sind ausgerichtet an den vier Säulen der Gesunderhaltung, der Bewegung, der Ernährung der Kommunikation und der Entspannung. In den Themenfeldern werden unter anderen angeboten:

> Aquajogging und Hydropower, Pilates, Ballspiele für Männer, Nordic Walking,
> Fit und Schlank, Healthfood
> Methoden des aktiven Konfliktmanagements, Nicht schon wieder Streit
> Stressbewältigung, Yoga, Progressive Muskelentspannung

Zusätzlich werden Themen – Workshops zu gesundheitsrelevanten Aspekten, wie zum Beispiel Work- Life- Balance oder Burn- Out angeboten. Durch den Betriebsarzt wird zudem ein Gesundheitscheck angeboten. Aufgrund der Ergebnisse werden Maßnahmen empfohlen die der individuellen Gesundheit dienen. Der Suchtbeauftragte bietet regelmäßig Raucherentwöhnerkurse an. Die Kursangebote werden halbjährlich im innerbetrieblichen Fortbildungsprogramm veröffentlicht.[17]

---

[16] Vgl. Glaser, Jürgen.; Höge, Thomas; Hrsg. BAuA: Probleme und Lösungen aus Sicht der Arbeits- und Gesundheitswissenschaften, 2005

[17] Vgl. www.Betriebliche Gesundheitsförderung- LWL – Einrichtung Marsberg ,Angebote aus innerbetrieblichen Fortbildungsprogramm

4.3 Handlungsfeld des Betrieblichen Gesundheitsmanagements

Damit wird vorzugsweise ein Handlungsfeld des BGMs, die Verhaltensprävention genutzt. Ein weiteres Handlungsfeld, die Verhältnisprävention. Das bedeutet, Optimierung und Gestaltung der Arbeitsbedingung und der Arbeitsorganisation in den Mittelpunkt der Maßnahmen zu rücken, also Verhältnisprävention zu etablieren. Maßnahmen der Gesundheitsförderung dienen dem Aufbau sowohl äußerer als auch innerer Ressourcen. Nach der Umsetzung von Maßnahmen im Betrieb werden nachweislich positive Effekte erzielt, so das sowohl die Beschäftigen und als auch der Arbeitgeber profitiert davon.[18].

Nutzen für Beschäftigte	Nutzen für den Arbeitgeber
• Verbesserung der Gesundheit/ Wohlbefinden • Erhöhung der Wirtschaftlichkeit • Verringerung von Belastung • Erhöhung der • Steigerung der Arbeitsmotivation • Verbesserung der Arbeitsergebnisse • Verbesserung der Arbeitsklimas • Stärkung der Kommunikation • Stärkung des Gesundheitsverhaltens	• Erhöhung der Wirtschaftlichkeit - Reduzierung des Krankenstandes - Reduzierung von krankheitsbedingten Kosten - Bindung von Mitarbeitern - Senkung der Fluktuationsrate • Erhöhung der Wettbewerbsfähigkeit - dauerhafte hohe Qualität der Arbeitsergebnisse - motivierte, leistungsbereite Mitarbeiterinnen und Mitarbeiter • Imagegewinn durch - Attraktivität als Arbeitgeber - Übernahme von Verantwortung - Zukunft Führungsverhalten

Tab.3 Nutzen des BGF für Arbeitnehmer und Arbeitgeber im LWLVerbund Westfalen nach BGM im LWL Psychiatrieverbund

4.4 Pflegebranche im demografischen Wandel

Die Pflegebranche ist vom demografischen Wandel gleich mehrfach betroffen. Aufgrund steigender Lebenserwartung wird es in unserer Gesellschaft immer mehr ältere Menschen geben, während die Zahl der Jüngeren wegen sinkender Geburten weiter abnimmt. Dies hat insbesondere Folgen für die Pflegebranche. Die Zahl der Beschäftigten im Gesundheitswesen steigt stetig. Auf Grund des prognostizierten

---

[18] Vgl. Betriebliches Gesundheitsmanagement (BGM) im LWL Psychiatrie Verbund Westfalen

Anstiegs der Pflegebedürftigen benötigen wir in Deutschland im Umkehrschluss auch mehr Menschen, die sich in den Pflegeberufen engagieren. Ende 2011 waren, laut Angaben des Statistischen Bundesamtes, rund 952.000 Personen in der Altenpflege beschäftigt, davon rund 31 Prozent (291.000) bei ambulanten Pflegediensten und 69 Prozent (661.000) in Pflegeheimen. Vor allem durch die Einführung der Pflegeversicherung ist die Altenpflege zum Jobmotor geworden: So hat zwischen 1999 und 2011 die Zahl der bei ambulanten Pflegediensten Beschäftigten um rund 58 Prozent (plus 107.000) und die in Pflegeheimen Beschäftigten um rund 52 Prozent (plus 220.000) zugenommen. Zum 31. Dezember 2012 waren rund 5,2 Millionen Menschen und damit etwa jeder achte Beschäftigte in Deutschland im Gesundheitswesen tätig, wie das Statistische Bundesamt mitteilte. Das waren rund 95.000 oder 1,9 Prozent mehr als im Vorjahr. Seit der ersten Berechnung im Jahr 2000 ist die Beschäftigtenzahl um rund 950.00 beziehungsweise um 22,6 Prozent gestiegen. Vor allem bei Frauen ist das Gesundheitswesen ein beliebtes Arbeitsfeld. Im Jahr 2012 waren gut drei Viertel der Beschäftigten weiblich (75,8 %). Besonders hoch war der Frauenanteil in den ambulanten und (teil-)stationären Pflegeeinrichtungen (87,6 % beziehungsweise 85,0 %). Nach Angaben der Statistiker wuchs die Zahl der Arbeitsplätze in der Gesundheitsbranche demnach rund dreimal so stark wie in der Gesamtwirtschaft.[19]Zunächst einmal steigt die Nachfrage nach Pflegedienstleistungen im Bereich der Alten- und Krankenpflege kontinuierlich an: Nach Prognosen der Statistischen Ämter des Bundes und der Länder wird sich aufgrund der Alterung der Gesellschaft die Zahl der pflegebedürftigen Senioren bis 2030 um mehr als die Hälfte erhöhen. Neben dem quantitativen Anstieg der Fallzahlen erhöht und differenziert sich auch der Pflegebedarf aufgrund des steigenden Anteils hochaltriger, multimorbider und demenzerkrankter Menschen. Aufgrund des zu erwartenden Anstiegs der Zahl der Pflegebedürftigen wird auch der Bedarf an Pflegekräften in den kommenden Jahrzehnten weiter stark ansteigen. „Gesundheit" nimmt im Gesundheitswesen eine zweifache Rolle ein. Gesundheit ist einerseits der Kern der Dienstleistung, alle Einrichtungen tragen direkt oder indirekt zur Vorbeugung von Krankheiten sowie zur Erhaltung, Sicherung oder Wiederherstellung von Gesundheit bei.

---

[19] Vgl. Statistisches Bundesamt, Pressestelle Pressemitteilung vom 5. März 2014 – 75/14

5. Umfrage, Fragebogen, Genehmigung

5.1 Vorgehen der Umfrage

Zuerst wurde eine schriftliche Anfrage zwecks Genehmigung einer Mitarbeiterbefragung in Form eines schriftlichen Fragebogens an das Betriebsmanagement gestellt. Des Weiteren wurde ein schriftlicher Fragebogen erarbeitet mit der Bitte zur Teilnahme an der Befragung. Nach der schriftlichen Genehmigung durch Personalrat und Betriebsmanagement wurden die Bitte und der Fragebogen an die Teilnehmer der Umfrage heraus gegeben.

5.2. Bitten um Teilnahme an der Befragung

Fragebogen zur Mitarbeitergesundheit

Sehr geehrte Mitarbeiterinnen und Mitarbeiter, liebe Kolleginnen und Kollegen

Mein Name ist Colette Fingerhut, tätig als Pflegefachkraft im LWL Pflegezentrum HG 5/6.

Im Rahmen meines Studiums Gesundheitsmanagement möchte ich in Absprache mit der Geschäftsleitung eine Befragung der Mitarbeiterinnen und Mitarbeiter des LWL Pflegezentrums Hausgemeinschaft 5/6 durchführen.

Diese Befragung dient der Erstellung einer wissenschaftlichen Hausarbeit über Mitarbeitergesundheit und Prävention sowie um Belastungen und Ressourcen im Arbeitsalltag und darüber hinaus zu erfassen.

Damit die Auswertung der Befragung ein Erfolg wird, bitte um rege Teilnahme. Die Befragung ist anonym.

Zeitlicher Rahmen der Befragung :23.05 – 06.06.2015

Ich bitte Sie darum, die Bögen innerhalb von zwei Wochen auszufüllen und in dem beigefügten adressierten Umschlag an mich zurück zusenden.

Schreiben Sie bitte keinen Namen auf die Bögen oder auf den Umschlag. Die Fragebögen werden anschließend erfasst und statistisch so ausgewertet, dass keine Rückschlüsse auf einzelne Personen mehr möglich sind. Nach der Auswertung werden die Fragebögen vernichtet.

Bei weiteren Fragen wenden Sie sich bitte an: Email und Telefonnummer wurden angegeben

5.3. Fragebogen

Der Fragebogen enthielt insgesamt 9 Fragen. Es wurde nach Geschlecht, Alter, der Arbeitszeit, in welchem Tätigkeitsfeld gearbeitet wird und ob die Teilnehmer eine abgeschlossene Berufsausbildung haben. Danach folgten drei Fragen. In der ersten Frage konnten Angaben zur allgemeinen Gesundheit gegeben werden. die zweite Frage bezog sich auf gesundheitliche Beschwerden. In der dritten Frage wurde auf die Angebote zur Gesundheitsförderung eingegangen.

5.4. Statistische Zahlen

Die nachstehenden Ergebnisse sind Resultate der schriftlichen Befragung in Form eines Fragebogens von den Mitarbeitern der Hausgemeinschaften 5 und 6 in einer geronto – psychiatrischen Pflegeeinrichtung. Der Befragung belief sich auf einen Zeitraum, vom 23.05. – 06.06.2015, somit zwei Wochen. Insgesamt konnten von 20 ausgegebenen Fragebögen ,10 Fragebögen ausgewertet werden. Das entspricht einer Rücklaufquote von 50%. In der zweiten Juliwoche 2015 kamen noch 4 weitere Fragebögen, verspätet zurück, aufgrund des Poststreiks in dem Befragungszeitraum stattfand. Diese nahmen nicht mehr an der Auswertung teil.

5.4.1. Geschlechterverteilung auf einer geronto - psychiatrischen Station

Geschlecht	n = 20	%
Weiblich	17	85
Männlich	3	15
Gesamt	20	100

Tab. 4

5.4.2. Ihr Alter?

Altersverteilung	n = 10	%
18 – 29 Jahre	2	20 %
30 – 44 Jahre	2	20 %
45 – 65 Jahre	6	60 %

Tab.5

19

5.4.3. Arbeitszeit mit Schicht und Nachtdienst

Arbeitszeit	n = 10	%
Vollzeit	9	90
Teilzeit	1	10

Tab.6

5.4.4. In welchen Bereich arbeiten sie derzeit?

Bereich	n = 10	%
Pflege	6	60
Verwaltung	1	10
Hauswirtschaft	2	20
Betreuung	1	10

Tab.7

5.4.5. Abgeschlossene Berufsausbildung?

Berufsausbildung	n = 10	%
ja	9	90
nein	1	10

Tab.8

5.4.6. Allgemeine Gesundheitsbeschwerden

Gesundheitsbeschwerden	n = 10	%
Ja	7	70
nein	3	30

Tab.9

5.4.7. Bestehen Gesundheitsbeschwerden?

Gesundheitsbeschwerden	n = 10	%
Nie / keine Beschwerden	2	20
Insgesamt 1 bis 7 Tage	7	70
Mehr als 7 Tage	1	10

Tab.10

5.4.8. Würden Sie an Angeboten zur Gesundheitsförderung teilnehmen?

Gesundheitsförderung	n = 10	%
Ja	8	80
Nein	1	10
Nehme schon teil	1	10

Tab.11

6. Zusammenfassung und Fazit

An der Befragung haben Beschäftigte aus der Verwaltung, Betreuung, Hauswirtschaft und der Pflege teilgenommen. Das vorliegende Ergebnis an der Beschäftigungsgruppe der beiden Hausgemeinschaften zeigt das die Beschäftigung im Gesundheitswesen weiterhin durch einen hohen Frauenanteil gekennzeichnet ist, 85 %. Der Anteil der 45 bis 65 Jährigen Beschäftigten ist mit 60% hoch. 90% Aller Teilnehmerinnen und Teilnehmer der Erhebung haben eine Berufsausbildung und arbeiten im Schichtsystem mit Wochenenddiensten. Infolge der Doppelbelastung durch hohe berufliche und familiäre Anforderungen kann es zu Konzentrationen von Fehlbelastungen kommen. 70% der Befragten geben allgemeine Gesundheitsbeschwerden an, nur 30 % nein. Bei der Frage, bestehen Gesundheitsbeschwerden antworteten 70%, ja 1 bis 7 Tage, 10% mehr als 7 Tage und nie Beschwerden haben 20% der Mitarbeiter. An den Angeboten der Gesundheitsförderung nimmt zurzeit nur 1 von 10 Mitarbeitern teil, einer der Befragten antwortete sogar mit nein, 80% würden aber an Angeboten teilnehmen.

Die Umfrage der Mitarbeiter im Gesundheitsbereich zeigt, obwohl sie täglich zwischen den Polen Gesundheit und Krankheit pendeln, benötigen sie für sich selbst Kompetenzen in der Bewältigung von Stress, Zeitmanagement und Selbstpflege. Anscheinend zeigen diese Berufsgruppen Defizite in der Versorgungsqualität durch eigenes Engagement zu kompensieren. Hier gibt es Handlungsbedarf für das Unternehmen um die Mitarbeiter für mehr Interesse zur eigenen Gesundheit zu motivieren. Es wäre sinnvoll, in die Qualifizierung und Kometenzentwicklung nicht nur reaktiv, sondern vorausschauend zu investieren. Das Potential und die Motivation, sich der Gesundheitsförderung zuzuwenden sind vorhanden. Um die eigene Gesundheit der Belegschaft in den Vordergrund zu stellen, kann Mitarbeitergesundheit in einer Teambesprechung vom Management thematisiert werden. Das Management kann durch Vorbildsfunktion positiv Einfluss nehmen auf die Gesundheit – und

Belastungssituation der Mitarbeiter. In Teambesprechungen sollten alle Berufsgruppen gemeinsam Strategien entwickeln hier können Experten für Gesundheitsförderung Unterstützung geben. Das Einbeziehen der Mitarbeiter ist für die Entwicklung von bedarfsgerechten Maßnahmen und ihrer Akzeptanz wichtig. Gemeinsame Maßnahmen, ihre Analyse als auch Umsetzung und Evaluation bindet das Team und man entwickelt zusammen eine „ gesunde Unternehmenskultur".

BEI GRIN MACHT SICH IHR
WISSEN BEZAHLT

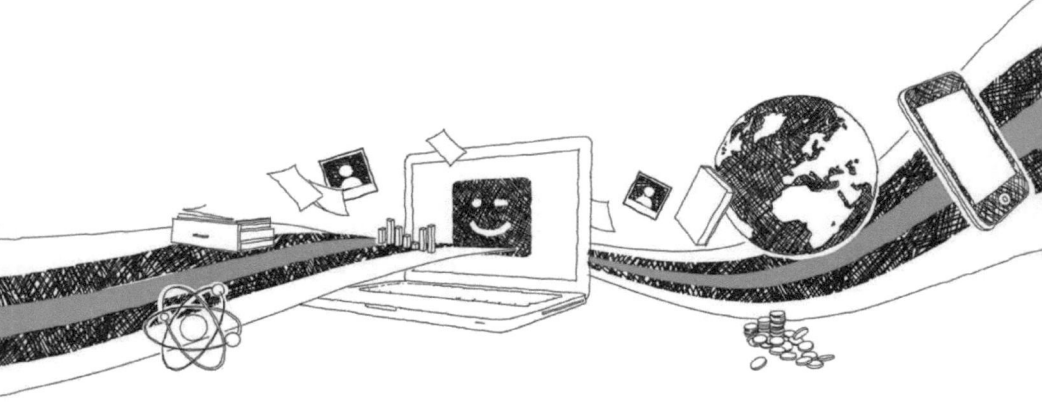

- Wir veröffentlichen Ihre Hausarbeit,
  Bachelor- und Masterarbeit

- Ihr eigenes eBook und Buch -
  weltweit in allen wichtigen Shops

- Verdienen Sie an jedem Verkauf

Jetzt bei www.GRIN.com hochladen
und kostenlos publizieren

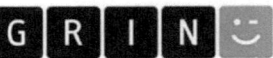